GUÍA DEL SÍNDROME DE ROMA DE SJÖGREN

Un viaje de supervivencia personal a través del síndrome de Sjögren (Navegando por la tormenta silenciosa)

Clattern A. Risant

Tabla de contenido

Capítulo uno 8

    Introducción.. 8

Capitulo dos 13

    Entendiendo el síndrome de Sjögren 13

    El origen del síndrome de Sjögren 16

    Causas del síndrome de Sjögren............................ 20

    síndrome de Sjögren primario 21

    Causas del síndrome de Sjögren secundario 21

    Síntomas del síndrome de Sjögren 22

    Manifestaciones del síndrome de Sjögren 23

    El síndrome de Sjögren, una enfermedad autoinmune 25

    Impacto del síndrome de Sjögren en el cuerpo............. 25

Capítulo tres 29

    Diagnóstico y tratamientos del síndrome de Sjögren .. 29

Capítulo cuatro 35

    Vivir con el síndrome de Sjögren 35

    Adaptarse a la vida con enfermedades crónicas 36

    Hábitos tóxicos que se deben evitar....................... 38

Cómo afrontar los desafíos emocionales y la salud mental 40

Obtener apoyo de familiares, amigos y trabajadores de la salud 43

Consejos para comunicarse eficazmente con los profesionales médicos 44

Capítulo Cinco 46

Manejo de los síntomas 46

Entendiendo los ojos secos 46

¿Qué causa la boca seca? 49

¿Síntomas de boca seca? 50

Manejo de las causas de la boca seca 52

Prevención de las caries debido a la boca seca 52

Abordar el dolor y la fatiga articular 53

Causas del dolor y la fatiga en las articulaciones 53

Síntomas de dolor y fatiga en las articulaciones 55

Cómo lidiar con los síntomas relacionados con la piel y los órganos 55

Cómo afrontar los síntomas relacionados con los órganos (sistema nervioso) 57

¿Cómo mantener un sistema nervioso en calma? 58

Capítulo Seis 61

Dieta y Nutrición 61

Importancia de una dieta equilibrada en el síndrome de Sjögren 61

Alimentos que pueden aliviar los síntomas 63

Nutrientes y suplementos específicos que pueden resultar beneficiosos 66

Consejos para mantenerse hidratado y prevenir la desnutrición 70

Capítulo Siete 73

Ejercicio y actividad física 73

Impacto del ejercicio regular en el síndrome de Sjogren 73

Beneficios de la actividad física regular 75

Ejercicio de bajo impacto adecuado para personas con dolor en las articulaciones 77

Aumentando la fuerza, reduciendo el impacto 79

Beneficios del ejercicio de bajo impacto adecuado para personas con dolor en las articulaciones 81

Capítulo Ocho 83

Manejo del sueño y la fatiga 83

Diez formas principales de mejorar la calidad del sueño 85

Manejo de la fatiga diurna.. 88

Capítulo Nueve 90

Construyendo resiliencia y autocuidado 90

Técnicas para gestionar el estrés y la ansiedad relacionados con el síndrome de Sjögren.................... 92

Comprender sus síntomas 92

Mantenga un estilo de vida positivo durante todo 92

Ejercicio de atención plena y meditación para afrontar enfermedades crónicas 93

Capítulo Diez... 96

Trabajo, educación y vida social 96

Navegar por el entorno laboral o educativo mientras se controlan los síntomas 96

Solicitar adaptaciones y comprender los derechos legales 97

Mantener una vida social activa y gestionar las interacciones sociales 99

Capítulo Once 100

Los viajes y el síndrome de Sjogren 100

Planificación de las necesidades médicas mientras está fuera de casa.. 100

Capítulo Doce.. 102

Embarazo y familia 102

¿Estar embarazada empeorará mi sjägren? 102

Capítulo trece 105

Investigación futura y esperanza 105

El descubrimiento de loci asociados a pSS 105

Hormonas sexuales 105

Dosis del gen del cromosoma X 106

Dirigirse a la metilación del ADN 106

Ánimo y esperanza para las personas que viven con el
síndrome de Sjögren 107

Historias inspiradoras de resiliencia y éxito 108

Capítulo Catorce 111

Recursos y soporte 111

Lista de organizaciones acreditadas para el síndrome de
Sjogren 112

Conclusión 115

Capítulo uno

Introducción

El síndrome de Sjögren es una enfermedad autoinmune crónica caracterizada por sequedad de ojos y boca como resultado de una disfunción de las glándulas lagrimales y salivales. Como resultado, la enfermedad se caracteriza por manifestaciones clínicas pleomórficas cuyas características y gravedad pueden diferir mucho de un paciente a otro.

Aún se desconocen las causas reales del síndrome de sjögren. Sin embargo, se han propuesto modelos diferentes, no mutuamente excluyentes, que involucran factores genéticos y ambientales para explicar su desarrollo. La aparición de linfocitos B autorreactivos aberrantes, que conducen la producción de autoanticuerpos y la formación de complejos inmunes, parece crucial en el desarrollo de la enfermedad. Es un desafío diagnosticar el síndrome de Sjögren porque existe una variación en los signos y síntomas en diferentes individuos, que pueden parecerse a los de otras enfermedades.

El síndrome de Sjögren es una afección autoinmune crónica que ocurre cuando el sistema inmunológico ataca las glándulas que producen humedad en los ojos, la boca y otras partes del cuerpo. Los síntomas principales son ojos y boca secos; otras partes del cuerpo pueden verse afectadas y muchas personas se quejan de dolores articulares y musculares junto con fatiga. La etapa grave del síndrome de Sjögren puede provocar daños en los pulmones, los riñones y el sistema nervioso.

El síndrome de Sjögren puede ocurrir solo o con otros trastornos autoinmunes, por ejemplo, artritis reumatoide o lupus eritematoso sistémico.

Actualmente, no existe cura conocida para el síndrome de Sjögren, pero existen diferentes formas de manejo y tratamiento de los síntomas.

El síndrome de Sjögren afecta principalmente a las mujeres. No existe un límite de edad en el que se puede tener el síndrome de Sjögren, pero es más común en personas de 40 y 50 años. No tiene límites geográficos, ya que afecta a todos los grupos étnicos y raciales.

Hay dos formas del síndrome de Sjögren:

- Forma primaria: Las personas que padecen este tipo son aquellas que no padecen otras enfermedades reumáticas.

- Forma secundaria: las personas que padecen este tipo son aquellas que padecen otras enfermedades reumáticas, por ejemplo, artritis reumatoide, lupus eritematoso sistémico y esclerodermia.

A los 42 años, experimenté sequedad en los ojos, pensando que pasar más horas frente a la computadora podría haberlo causado. Luego, alrededor de los 50, también desarrollé una boca muy seca. En ese momento estaba trabajando duro para establecer una nueva empresa basada en la transferencia de tecnología.

En agosto de 2018 comencé a experimentar síntomas de lo que el médico diagnosticó como lupus, incluido el clásico sarpullido en forma de máscara en los ojos y dolor en el hombro.

Fue necesario casi un año para obtener un diagnóstico de lupus con afectación del sistema nervioso central y síndrome de Sjögren. Mi familia no tiene antecedentes importantes de enfermedades autoinmunes, aunque mi hermano tenía eccema y asma graves. Ahora sé que las enfermedades autoinmunes están muy relacionadas entre sí.

Además de los diversos inmunosupresores que estoy tomando actualmente para el lupus, también dependo de dos tipos de gotas para los ojos, una pasta de dientes especial y un aerosol bucal para mantener una buena salud bucal.

Un gran desafío de las enfermedades autoinmunes es que los ataques continuos a los órganos provocarán daños irreparables con el tiempo, por lo que cuanto antes se diagnostique y se enfrenten los picos de inflamación, mejor.

Este libro fue elaborado con el único objetivo de proporcionar una guía completa para manejar y afrontar el síndrome de sjögren.

Capitulo dos

Entendiendo el síndrome de Sjögren

El síndrome de Sjögren se identifica como una afección autoinmune, una entre muchas afecciones de salud que ocurren como resultado del ataque del sistema inmunológico a los propios tejidos y órganos del cuerpo. Lo que sucede en el síndrome de Sjögren es que el sistema inmunológico ataca las glándulas que producen lágrimas (glándulas lagrimales) y saliva (glándulas salivales), reduciendo la capacidad de las glándulas para producir estos fluidos.

Los ojos secos pueden provocar ardor, picazón y esa sensación de presencia de arena en los ojos, incapacidad para concentrarse en luces brillantes o fluorescentes. Cuando tiene la boca seca, puede sentir como si tuviera partículas de tiza en la boca y las personas afectadas pueden experimentar dificultades para hablar, tragar o saborear los alimentos.

La situación en la que el sistema inmunológico ataca y daña otros órganos y tejidos se conoce como afectación extraglandular.

Los afectados experimentan hinchazón en los tejidos conectivos, lo que da flexibilidad y fuerza a las estructuras de todo el cuerpo. Las afecciones que implican inflamación del tejido conectivo se denominan en la mayoría de los casos trastornos reumáticos. En el síndrome de Sjögren, la afectación extraglandular puede provocar una inflamación dolorosa de las articulaciones y los músculos; piel seca, con picazón y erupciones cutáneas; tos persistente; una voz ronca; afecciones renales y hepáticas; sensación de entumecimiento y hormigueo en manos y pies; y, en la mayoría de las mujeres, sequedad vaginal. El cansancio continuo (fatiga) es lo suficientemente grave como para dificultar las actividades diarias.

También pueden aparecer otras enfermedades autoinmunes tras la aparición del síndrome de Sjögren.

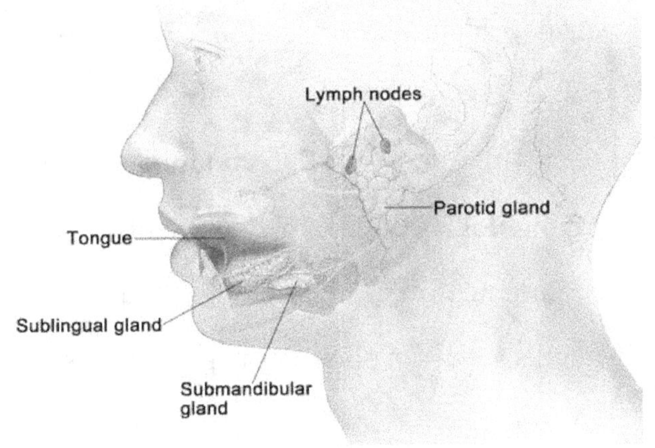

El origen del síndrome de Sjögren

El término enfermedad de Sjögren se deriva de un oftalmólogo sueco llamado Henrik Sjögren (1899 – 1986). Fue la primera persona que identificó un grupo de mujeres y correlacionó la tríada de queratoconjuntiva seca, xerostomía y poliartritis. Se licenció en Medicina en el Instituto Karolinska en 1918 y obtuvo el título de médico en 1927. Su interés por la oftalmología comenzó ya en 1925, cuando identificó los síntomas clásicos del primer paciente que llevaría su nombre y cuyo nombre lleva el título. . Su continuo interés por la oftalmología le llevó a establecer el primer departamento de oftalmología en una ciudad sueca donde se desarrolló su interés por los injertos de córnea.

El primer caso informado de sequedad en los ojos y la boca fue demostrado por JW Hutchinson y WB

Hadden. El síndrome de Sjögren es similar al síndrome del complejo Sicca y a la enfermedad de Mikulicz. "Sicca" es una palabra latina que significa sequedad y se usó junto con queratoconjuntivitis para derivar la palabra "queratoconjuntivitis sicca" que explica la sequedad de la córnea y la conjuntiva.

La enfermedad de Mikulicz recibió su nombre en 1888, a través de von Mikulicz Radecki, que es un subconjunto de la enfermedad de Sjögren y muestra el agrandamiento de las glándulas parótida, submandibular y lagrimal.

También hubo más informes de estos síntomas clásicos por parte de un francés en 1925 con el nombre de síndrome de Gougerot, que también identificó los tres síntomas clásicos de ojos secos, boca seca y poliartritis.

Al principio, cuando Henrik Sjögren publicó su libro, esto pasó desapercibido y no se le otorgó el título de docente y se vio obstaculizado su papel académico como oftalmólogo.

Su trabajo se publicó posteriormente en inglés en el año 1943 y en este período se le otorgó reconocimiento por su trabajo y se le otorgó el puesto de profesor asociado en la Universidad de Gotemburgo y fue honrado con el título de profesor en 1961.

No basta con que Henrik Sjögren fuera el primero en correlacionar la tríada de queratoconjuntiva seca, xerostomía y poliartritis, sino que sentó las bases para definir esta enfermedad con su título y los nombres de todos sus predecesores fueron reemplazados.

Henrik Sjögren murió el 17 de septiembre de 1986. Su experiencia no sólo condujo a la definición de la enfermedad de Sjögren, sino que también fue la primera persona en desarrollar el reconocimiento del injerto de córnea. Utilizó su experiencia en diferentes especialidades por las que fue honrado con un puesto en la sociedad oftalmológica de Australia y en la junta estadounidense de reumatismo.

Causas del síndrome de Sjögren

Actualmente, no existe una causa real del síndrome de Sjögren. Estos factores pueden influir:

- Factores ambientales.

- Genética.

- Infecciones virales.

Un factor ambiental puede cambiar el sistema inmunológico y provocar daños inmunológicos más adelante, como una infección por hepatitis C o el virus de Epstein-Barr. Dado que la enfermedad de Sjögren afecta principalmente a las mujeres, existe la teoría de que el estrógeno, una hormona femenina, desempeña un papel vital. Sin embargo, esto no ha sido probado.

Como dije anteriormente en la parte introductoria de este libro, existen dos formas de síndrome de Sjögren: la forma primaria y la forma secundaria.

Las causas del síndrome de Sjögren se analizarán en estas dos formas.

síndrome de Sjögren primario

El síndrome de Sjögren primario es un trastorno autoinmune que presenta sequedad ocular (queratoconjuntivitis seca) y boca seca (xerostomía) como resultado de la infiltración de glándulas linfocíticas lagrimales y salivales. El síndrome de Sjögren primario no ocurre con otra condición autoinmune. El síndrome de Sjögren primario puede ser causado por una afección médica, factores ambientales, medicamentos e incluso elecciones de estilo de vida.

Causas del síndrome de Sjögren secundario

El síndrome de Sjögren secundario existe con cualquier otra afección autoinmune, como hepatitis C, enfermedad IgG4, polimiositis, artritis reumatoide (AR), esclerodermia y lupus eritematoso sistémico. El síndrome de Sjögren secundario se identifica cuando alguien con una enfermedad autoinmune existente, como esclerodermia o lupus, experimenta sequedad en los ojos y la boca.

Síntomas del síndrome de Sjögren

Los síntomas principales del síndrome de Sjögren son ojos y boca secos, algunas personas se quejan de dolores articulares y musculares en todo el cuerpo y yo experimenté cosas similares durante mi episodio. Otros síntomas incluyen:

- Tos seca o ronquera.

- Fatiga.

- Visión borrosa.

- Sentido anormal del gusto.

- Agrandamiento de las glándulas salivales.

- Ardor o enrojecimiento en los ojos, o sensación arenosa (como arena).

- Dificultad para masticar, tragar o hablar.

- Picazón en la piel seca.

- Cansancio

- Erupciones (principalmente después de la exposición a la luz solar)

- sequedad vaginal

Manifestaciones del síndrome de Sjögren

La sequedad bucal puede afectar profundamente la calidad de vida, interfiriendo con funciones diarias básicas como comer, hablar y dormir. La baja secreción de lágrimas puede provocar irritación crónica y destrucción del epitelio conjuntival bulbar y corneal (queratoconjuntivitis seca).

Las secreciones de las glándulas mucosas de las vías respiratorias superiores e inferiores pueden disminuir en pacientes con SS, produciendo sequedad de nariz, garganta y tráquea; puede provocar tos seca crónica. Las bajas secreciones de las glándulas exocrinas de la piel pueden provocar sequedad en la piel y la sequedad vaginal puede causar prurito, irritación y dispareunia. Las manifestaciones sistémicas del SS podrían afectar los pulmones, el hígado, los riñones, la vasculatura y la sangre. Un pequeño porcentaje de pacientes con SS con ciertos factores de pronóstico adverso (púrpura, niveles bajos de complemento C4 y crioglobulinemia monoclonal mixta) experimentan una alta mortalidad.

La enfermedad de Sjögren también aumenta el riesgo de cáncer del sistema linfático (más comúnmente linfoma no Hodgkin) al sentir molestias con un toque ligero.

La afectación de la sangre puede provocar recuentos bajos de glóbulos rojos o anemia (que a veces provocan fatiga y dificultad para respirar), recuentos bajos de glóbulos blancos (que a veces provocan infecciones frecuentes) y recuentos bajos de plaquetas (que a veces provocan sangrado).

El síndrome de Sjögren, una enfermedad autoinmune

El síndrome de Sjögren es una afección autoinmune crónica que ocurre cuando el sistema inmunológico ataca las glándulas que producen humedad en los ojos, la boca y otras partes del cuerpo.

Impacto del síndrome de Sjögren en el cuerpo

Ojos: Como resultado de una menor producción de lágrimas, los ojos se sienten extremadamente secos.

Boca: Las principales manifestaciones orales del síndrome de Sjögren pueden incluir un alto riesgo de gingivitis, candidiasis oral, caries y agrandamiento de las glándulas salivales, entre otras.

Piel: Con diferencia, las afecciones cutáneas más comunes asociadas con Sjögren son la xerosis o piel clínicamente seca y la dermatitis eccematosa.

Sistema nervioso: las manifestaciones del SSp en el SNC incluyen anomalías difusas (cambios psiquiátricos, encefalopatía, meningitis aséptica y dificultades cognitivas/demencia) y afectación focal o multifocal del cerebro y la médula espinal.

Riñón: la nefritis lúpica ocurre cuando los autoanticuerpos del lupus afectan las estructuras de los riñones que filtran los desechos.

Hígado: la manifestación hepática del síndrome de sjögren incluye cirrosis biliar primaria, VHC, enfermedad del hígado graso no alcohólico y hepatitis autoinmune.

Articulaciones y músculos: sus articulaciones pueden sentir dolor e inflamación debido a la inflamación, o puede sentir que varias partes de su cuerpo, como los músculos, están doloridas y sensibles.

Vasos sanguíneos: la vasculitis es una inflamación de los vasos sanguíneos, que luego se cicatrizan y se vuelven demasiado estrechos para que la sangre pueda llegar a los órganos.

Páncreas: en particular, el páncreas es una glándula exocrina con una función y estructura similar a las glándulas salivales, y algunos estudios sugieren que la disfunción pancreática es común entre los pacientes de Sjogren.

El cerebro: la mayoría de los pacientes experimentan síntomas de "niebla mental", que se manifiestan como lapsos de memoria, olvidos, confusión mental y dificultades para concentrarse, organizar o anticipar eventos futuros.

Glándulas salivales inflamadas: Ciertas glándulas se inflaman, lo que reduce la producción de lágrimas y saliva, provocando los principales síntomas del síndrome de Sjögren, que son ojos secos y boca seca.

Capítulo tres

Diagnóstico y tratamientos del síndrome de Sjögren

Cuando tenía ojos y boca secos y visité el hospital, mi médico siguió estos pasos para confirmar el síndrome de Sjögren:

Pasos para un diagnóstico adecuado

- **Examen de los ojos:** Lo que hizo mi médico fue examinar la córnea, la parte blanca del ojo, para detectar una posible sequedad.

- **Biopsia de labios:** mi médico extrajo células de una glándula salival. La muestra que recolectó va al laboratorio en busca de signos de inflamación.

- **Historial de salud:** Me preguntaron si tenía una enfermedad autoinmune preexistente, además de ojos y boca secos, después de lo cual mi médico concluyó que tenía síndrome de Sjögren secundario.

- **Análisis de sangre:** estas pruebas, cuando se realizaron, detectaron anticuerpos específicos en la sangre.

- **Pruebas de imágenes:** la prueba particular que se realiza aquí se llama alometría, que mide la cantidad de saliva que se produce con el uso de rayos X que pueden detectar el tinte inyectado en las glándulas salivales.

Una descripción general de las opciones de tratamiento disponibles

El síndrome de Sjögren no tiene cura pero las opciones de tratamiento se centran en los síntomas identificados.

En resumen, las opciones de tratamiento para el síndrome de Sjögren se pueden dividir en tres categorías básicas:

- Tratamiento de ojos secos, irritación de párpados (blefaritis)

- Tratamiento de la boca seca, las infecciones orales por hongos y el reflujo ácido.

- Tratamiento de la fatiga y/o síntomas vagos de falta de concentración y deterioro de la memoria (como la fibromialgia).

Tratamiento de los ojos secos : — La mayoría de las personas prefieren las gotas para los ojos, también conocidas como lágrimas artificiales, para tratar los ojos secos. Hay varias soluciones disponibles; un médico puede recomendar un tipo adecuado según su nivel de sequedad y producción de líquido en el ojo.

Existe un procedimiento sencillo conocido como oclusión puntual. En este procedimiento, un oftalmólogo inserta un pequeño tapón en los conductos lagrimales y el bloqueo de este conducto permite que las lágrimas permanezcan más tiempo en el ojo.

Tratamiento de la boca seca: Estimular la saliva: simplemente chupar caramelos o pastillas sin azúcar o masticar chicle sin azúcar puede estimular el flujo de saliva.

Prevención de las caries: debe cepillarse los dientes y usar hilo dental después de comer y refrigerios. Prefiero un cepillo de dientes eléctrico.

Hay pasta de dientes disponible diseñada específicamente para personas con boca seca.

Enfoques integradores para el manejo de los síntomas

Si le han diagnosticado el síndrome de Sjögren, puede que sea muy afortunado. Con las pruebas médicas estándar, generalmente se necesitan unos seis años para llegar a un diagnóstico adecuado. Los síntomas varían de persona a persona, y existe una variedad de problemas que pueden hacer que alguien vaya de médico en médico, tratando de curar o controlar esta afección.

Principalmente, las primeras señales de advertencia son sequedad, dolor y fatiga. Los síntomas de la Sicca clásica son ojos secos y arenosos; boca seca; piel seca y erupciones; tos seca; sequedad vaginal; dolor en las articulaciones o músculos; dolor de lengua o garganta; glándulas inflamadas; problemas tiroideos; y cansancio general y sensación de letargo.

Lamentablemente, buscar atención médica con frecuencia por uno o dos de estos síntomas lleva a los pacientes a acudir de un especialista a otro, cada uno de ellos puede abordar parte del problema. Sin incorporar y atender los demás síntomas, el paciente puede desarrollar complicaciones adicionales, como neumonía, pancreatitis y vasculitis. Si se diagnostica incorrectamente o no se trata, podría provocar más complicaciones, como dolor abdominal intenso; ganglios linfáticos inflamados; llagas o dolor en los ojos; ictericia; o tos persistente con flema coloreada.

Capítulo cuatro
Vivir con el síndrome de Sjögren

Si busca información sobre el síndrome de Sjögren, seleccione cuidadosamente la fuente adecuada.

Únase a un grupo de apoyo de la Fundación del Síndrome de Sjögren para conocer a otras personas con el síndrome de Sjögren. Se sentirá mejor sabiendo que no está solo, aprenderá más sobre el síndrome de Sjögren de la mano de otros pacientes y oradores expertos, y además encontrará nuevas formas de afrontar su enfermedad.

Encuentre un médico que se encargue de toda su atención para el síndrome de Sjögren y dirija su "equipo de atención médica". Por lo general, será un reumatólogo, pero este papel también puede desempeñarlo un médico de familia o un médico de cabecera.

Adaptarse a la vida con enfermedades crónicas

Las enfermedades crónicas pueden ser perturbadoras y provocar malestar y alteración del patrón de vida. Pero al menos seguramente llegará a su fin. Tan pronto como el hueso o el abdomen sanen, volverá a la normalidad. No ocurre lo mismo con la presión arterial alta, la insuficiencia cardíaca, la diabetes, la artritis, el síndrome de Sjögren u otras afecciones crónicas. Sin una "cura" disponible, son afecciones de por vida que pueden controlarse con la atención adecuada.

Se puede vivir con una enfermedad crónica día a día y atenderla rápidamente reduce su gravedad.

A continuación se presentan 8 pasos útiles para afrontar una enfermedad crónica.

- **Obtenga una receta para obtener información.** Cuanto más sepa sobre su afección, mejor equipado estará para comprender qué sucede y por qué.

- **Haga de su médico un socio en su atención.** Lo expresaríamos de manera más directa: asuma la responsabilidad de su atención y no deje todo en manos de su médico.

- **Construye un equipo.** Los médicos no tienen todas las respuestas. Busque a los verdaderos expertos.

- **Invierte en ti mismo.** Encuentre tiempo para hacer ejercicio y otras actividades recreativas.

- **Conviértalo en un asunto familiar.** Habla con tus familiares sobre tu padecimiento, con la colaboración de todos se conseguirán mejores formas de manejar esta enfermedad.

- **Administre sus medicamentos.** Se debe informar a los familiares sobre el medicamento que está tomando cada uno y cómo administrarlo.

- **Cuidado con la depresión.** Observa siempre tu estado de ánimo y comportamiento, sabrás cuando te estás saliendo del carril.

Hábitos tóxicos que se deben evitar

- **Alcohol** . Aumenta la probabilidad de desarrollar sequedad bucal.

- **Tabaco** . Fumar cigarrillos provocará sequedad en la boca, así que evítelo.

- **Bebidas con cafeína** . Estos no son recomendados.

- **Evite los alimentos muy picantes y picantes** . Estos pueden agravar la sensación de ardor en la boca.

- **Evite los alimentos** secos , pegajosos y azucarados.

Cómo afrontar los desafíos emocionales y la salud mental

Se ha observado que diferentes factores influyen en la personalidad de una persona con síndrome de Sjögren y provocan cambios psicológicos en los pacientes afectados.

Es necesario que tales cambios psicológicos se detecten y se traten lo antes posible.

A continuación se presentan algunas formas que puede adoptar para afrontar los desafíos emocionales y mentales debidos al síndrome de Sjögren:

Nivel reducido de actividades

¿Prefieres descansar continuamente en lugar de participar en cualquier tipo de actividad? En caso afirmativo, estos podrían ser los primeros signos de depresión y deben ser atendidos de inmediato.

Bajo cumplimiento de la terapia

Si nota que no está interesado en tomar sus medicamentos como esperaba o se muestra indiferente hacia ellos, consulte a su médico lo antes posible.

Pérdida de productividad laboral

Si a usted o a alguien que conoce le han diagnosticado el síndrome de Sjögren, asegúrese de informar al gerente de recursos humanos de su lugar de trabajo para que pueda tomar conocimiento y realizar las adaptaciones necesarias.

Aumento de la fatiga física y emocional

La fatiga emocional se produce debido a la ansiedad y la depresión, lo que provoca un sentimiento de desesperanza y fracaso, así como alteraciones del sueño. Tenga siempre un pensamiento positivo hacia su salud y condición. Evite cualquier sentimiento que interfiera con su sueño.

Aumento de la ira (paranoico)

Si nota que se está agitando sin motivo tanto con las personas como con las cosas, debe consultar a su médico de inmediato.

Aumento de las tendencias suicidas

Si descubre que usted o alguien cercano a usted está hablando de cosas como la inutilidad de la vida o actuando imprudentemente de una manera que podría ponerlo a usted o a ellos en peligro, consulte a un psicólogo de inmediato.

Dependiente del alcohol o sedantes

No debes fumar ni tomar ninguna sustancia que te haga olvidar tu agonía, y debes evitar las zonas donde haya gente fumando, ya que esto puede empeorar los síntomas de sequedad.

Obtener apoyo de familiares, amigos y trabajadores de la salud

Como paciente de Sjögren, usted está preocupado por su salud y la de sus seres queridos; Sé que quieres saber más sobre el síndrome de Sjögren.

Aquí hay algunas cosas que puede hacer para establecer una red de apoyo:

- Amplíe sus conocimientos sobre el síndrome de Sjögren visitando sitios confiables con información sobre el síndrome de Sjögren, formas, causas, síntomas, diagnóstico y tratamiento.

- Asista a una reunión de un grupo de apoyo local con su familia, amigos o proveedor de atención médica.

- Invite a su amigo o ser querido a visitar su cita con el médico.

- Regístrese en la Fundación Sjögren. Le animo a visitar la página Participar para obtener más información.

Consejos para comunicarse eficazmente con los profesionales médicos

La preparación es clave para el éxito. Antes de asistir a mi primera visita, escribiría mis objetivos para esa cita. Desafortunadamente, muchos proveedores de atención médica han tenido poca experiencia con la enfermedad de Sjögren. Por lo tanto, es parte de mi responsabilidad actualizarlos con información sobre mi enfermedad.

Hazle a tu profesional estas preguntas:

- ¿Cuántos pacientes ha tratado con Sjögrens?

- ¿Cuántos años de experiencia tiene en el manejo de esta condición?

- ¿Cuál es el número de pacientes que ha manejado con éxito?

Si un practicante no está dispuesto a aprender sobre la enfermedad de Sjögren, entonces sé inmediatamente que esta relación no es buena. A continuación se encuentran los documentos que tengo a mano durante una cita programada con mi proveedor de atención médica:

- Copias de mis últimos resultados de laboratorio y pruebas.

- Una lista escrita de mis medicamentos/suplementos actuales con dosis.

Proporcionarle estas listas a mi nuevo médico ayuda a acelerar mi cita y sirve como indicador de que tomo en serio asumir un papel viable en el manejo de mi salud.

Capítulo Cinco

Manejo de los síntomas

Por el momento, no existe cura para el síndrome de Sjögren, pero existen tratamientos que ayudan a minimizar los síntomas.

Entendiendo los ojos secos

El ojo seco ocurre cuando los ojos no producen suficientes lágrimas para permanecer húmedos o cuando las lágrimas no funcionan correctamente como resultado de la enfermedad autoinmune "síndrome de Sjögren". Esto puede hacer que sus ojos se sientan incómodos y, en algunos casos, también puede causar visión borrosa.

A continuación se muestra una lista de síntomas de ojos secos:

- Sensación de escozor o ardor en el ojo.

- ojos rojos

- Sensibilidad a la luz

- Visión borrosa

¿Cómo sé si tengo riesgo de tener ojos secos?

Cualquier persona puede tener ojos secos, pero es más probable que tenga ojos secos si:

- Tienen 40 años o más.

- Eres una mujer.

- Usar lentes de contacto.

¿Cuáles son las causas de los ojos secos?

Cuando tus glándulas se niegan a producir suficientes lágrimas. Esto significa que:

- Incapacidad de las glándulas para producir lágrimas suficientes para mantener los ojos húmedos.

- Tus lágrimas se secan demasiado rápido

- Tus lágrimas no fluyen lo suficiente como para mantener tus ojos húmedos.

¿Cuál es el tratamiento para el ojo seco?

Los ojos secos se tratan según la causa fundamental de los síntomas.

A continuación se presentan algunos de los pocos tratamientos para los ojos secos:

Gotas para los ojos de venta libre. Los ojos secos se pueden tratar eficazmente con lágrimas artificiales .

Medicamentos recetados. La ciclosporina (Restasis) es un medicamento recetado para el tratamiento de los ojos secos. Estos medicamentos son lo suficientemente buenos como para ayudarle a producir lágrimas.

Cambios en el estilo de vida. Asegúrese de abstenerse de cosas que aumenten sus síntomas .

Tus ojos estarán en buenas condiciones si:

- Trate de evitar el humo, el viento y el aire acondicionado.

- Use gafas de sol envolventes cuando esté al aire libre.

- Duerma lo suficiente: entre 7 y 8 horas por noche

Cómo afrontar la boca seca y el cuidado dental

Todo el mundo necesita saliva para mojar y limpiar la boca y para digerir los alimentos. La saliva también previene infecciones al controlar la actividad de bacterias y hongos en la boca.

¿Qué causa la boca seca?

La boca seca puede ser causada por:

- **Efectos secundarios de ciertos tratamientos médicos.** Algunos medicamentos que tomamos pueden provocar sequedad en la boca como

Venlafaxina, Duloxetina, Albuterol, Zolmitriptán entre otros.

- **Daño en el nervio.** La boca seca puede ser el resultado de un daño a los nervios en el área de la cabeza y el cuello debido a una lesión o cirugía.

- **Extirpación quirúrgica de las glándulas salivales.**

- **Estilo de vida.** Fumar o mascar tabaco puede afectar la cantidad de saliva que se produce y aumentar la sequedad de boca.

¿Síntomas de boca seca?

Los síntomas comunes incluyen:

- Sensación pegajosa y seca en la boca.

- Sed frecuente

- Una sensación de sequedad en la garganta.

- Una lengua seca, roja y cruda.

- Ronquera, fosas nasales secas, dolor de garganta.

¿Por qué es un problema la boca seca?

Además de causar los síntomas mencionados anteriormente, la boca seca también aumenta el riesgo de gingivitis (enfermedad de las encías), caries e infecciones bucales, como aftas.

Manejo de las causas de la boca seca

Si cree que su boca seca se debe a un determinado medicamento que está tomando, hable con su médico. El médico puede ajustar la dosis que está tomando o cambiarle a un medicamento que no cause sequedad en la boca.

Pero si la condición médica que causa la sequedad de boca no se puede cambiar, por ejemplo, si la glándula salival ha sido dañada o es el resultado de la enfermedad misma.

Prevención de las caries debido a la boca seca

Siga estos pasos para prevenir las caries y la boca seca:

- Mantenga una buena boca cepillándose al menos dos veces al día.

- Usar hilo dental todos los días

- Utilice pasta de dientes que contenga flúor.

- Visite periódicamente a su dentista y óptico para un control rutinario de su boca y ojos.

Abordar el dolor y la fatiga articular

El dolor y la fatiga en las articulaciones no existen por sí solos, sino que son síntomas de determinadas enfermedades como la gripe y el síndrome de Sjögren.

Causas del dolor y la fatiga en las articulaciones.

Las siguientes son las causas del dolor y la fatiga repentinos en las articulaciones:

- Lupus

- Brucelosis

- Artritis reumatoide

- Vacunas

- Virus de la gripe

- Artritis septica

Síntomas de dolor y fatiga en las articulaciones

Los siguientes son los síntomas de dolor y fatiga en

las articulaciones:

- respiración dificultosa

- dolor o presión en el pecho

- nueva confusión

- dificultad para mantenerse despierto

- dolor muscular severo

- debilidad severa o pérdida del equilibrio

- falta de orina

- convulsiones

Cómo lidiar con los síntomas relacionados con la piel y los órganos

Uno de los síntomas notables del síndrome de

Sjögren es la piel seca.

A continuación se detallan algunos pasos para cuidar su piel si tiene el síndrome de Sjogren.

Visita a un dermatólogo

Consulte a un dermatólogo si observa alguna erupción en su piel.

Proteja su piel contra la luz solar

A continuación se destaca cómo proteger su piel de la luz solar:

Usar jabones suaves en la piel

Utilice pastillas de jabón que contengan glicerina en lugar de aquellas que contengan fragancias y otros ingredientes químicos.

No seque completamente su piel

Asegúrese de que su piel no esté completamente limpia después de bañarse, esto permitirá que la piel se humedezca.

El humidificador debe estar en ambientes secos.

Se debe utilizar un humidificador en ambientes con aire seco. Un rango de humedad entre el 30% y el 50% es ideal para respirar cómodamente en el interior. Sin embargo, asegúrese de no aumentar demasiado el nivel de humedad, ya que esto puede fomentar el crecimiento de alérgenos y moho.

Cómo afrontar los síntomas relacionados con los órganos (sistema nervioso)

Cuando un sistema nervioso reacciona excesivamente, experimenta síntomas como:

- Ansiedad

- Insomnio

- Ataques de pánico

- Sentimientos de desesperanza

- Agotamiento

- Hipertensión (presión arterial alta)

¿Cómo mantener un sistema nervioso en calma?

No siempre necesitarás pastillas recetadas para curar tu sistema nervioso. (¡Sin embargo, debe consultar con su médico si tiene algunos síntomas!)

Restablezca su sistema nervioso con los sencillos pasos a continuación:

- Practica la respiración profunda

Aplicar la técnica de libertad emocional (EFT)

Hay 5 pasos que puede seguir en (EFT):

- Identifique su condición.

- Establezca un nivel de referencia de intensidad que vaya de 0 a 10.

- Acepta quién eres con todo tu corazón.

- Comience a memorizar eventos positivos que sucedieron en el pasado.

- Evalúate si has obtenido un nivel 0 en tus preocupaciones.

Reduzca su producción de adrenalina de forma natural

¿Has considerado que tu cuerpo puede estar recibiendo un subidón de adrenalina con programas de televisión intensos y podcasts sobre crímenes reales? Tenga en cuenta que su sistema nervioso no reconoce la diferencia entre un evento estresante que ocurre en la vida real y los que ocurren en la televisión.

Las siguientes actividades te ayudarán a reducir tus niveles de adrenalina:

- Pasa más tiempo al aire libre
- Identifique la causa principal de su condición.
- Haz un poco de respiración
- Empieza a practicar la meditación.
- Reducir la ingesta de cafeína
- Hacer ejercicio regularmente
- Intente participar en yoga
- Realizar técnicas de relajación muscular.

Capítulo Seis

Dieta y Nutrición

En lugar de aumentar los nutrientes y las proteínas saludables en su dieta, la dieta de Sjögren reduce o erradica los alimentos que pueden causar inflamación o desencadenar reacciones alérgicas.

Importancia de una dieta equilibrada en el síndrome de Sjögren

El papel del médico debe ser apoyar medios dietéticos y suplementarios apropiados y basados en evidencia para reducir la inflamación sistémica, lo que puede retardar la progresión de la enfermedad y ayudar a reducir los síntomas.

Parece que las dietas centradas en reducir la inflamación pueden tener un impacto positivo en la sintomatología. Si bien no hay evidencia clara sobre qué dieta es preferencial, es probable que guiar a los pacientes hacia patrones de alimentación más saludables que satisfagan sus necesidades nutricionales sólo pueda ayudar en el manejo de la enfermedad.

A continuación se detalla la importancia de una Dieta Equilibrada en el síndrome de Sjögren

- Llevar una dieta equilibrada puede ayudar a modular la respuesta inmunitaria y, por tanto, mejorar la sintomatología o incluso ayudar a prevenir la afección.

- Las dietas antiinflamatorias a menudo promueven un mayor consumo de ácidos grasos omega-3, lo que resulta en un equilibrio más saludable con los ácidos grasos omega-6 y -9.

- La cúrcuma agregada a los alimentos o tomada como suplemento dietético puede ser útil en un plan de nutrición integral para combatir la inflamación.

Alimentos que pueden aliviar los síntomas Aproximadamente el 90% de las personas con síndrome de Sjogren tienen problemas gastrointestinales. A continuación se presentan algunas preferencias dietéticas utilizadas para aliviar el síndrome de Sjogren:

Ácidos grasos omega-3

Esto incluye alimentos como pescado, nueces, aceite de oliva y aguacates, todos los cuales son antiinflamatorios.

carne organica

Las siguientes carnes son buenas para los pacientes de Sjogren: carne de res (vaca), oveja, aves, cortadores de pasto y conejos.

Frutas y verduras enteras

Las numerosas y coloridas variedades de frutas y verduras están repletas de nutrientes antiinflamatorios.

Frutas saludables para el síndrome de Sjögren

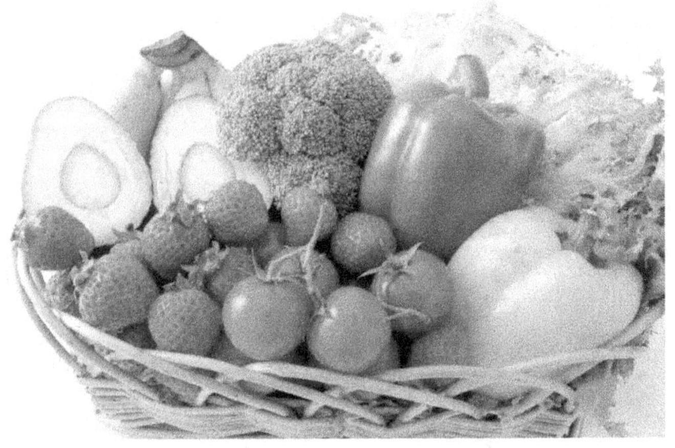

Fiebre alta

Las lentejas, los frijoles, la quinua, la avena y más son alimentos ricos en fibra que alivian los síntomas de la inflamación.

Especias y hierbas

Diferentes condimentos como el ajo o la cúrcuma son reconocidos desde hace mucho tiempo por sus beneficios antiinflamatorios .

Nutrientes y suplementos específicos que pueden resultar beneficiosos

Una serie de intervenciones que utilizan productos naturales y nutrientes específicos pueden proporcionar beneficios terapéuticos en el síndrome de Sjögren. **Ácidos grasos omega-3**

Ácido gamma linolénico

El ácido gamma-linolénico (GLA) de ácidos grasos omega-6 tiene propiedades antiinflamatorias.

Extracto de peonía blanca

Los glucósidos de peonía son componentes biológicamente activos de la raíz de peonía blanca (*Paeonia*), una hierba medicinal tradicional china.

lactoferrina

La lactoferrina es una proteína fijadora de hierro que se encuentra en la leche humana y otras secreciones corporales, incluidas la saliva y las lágrimas.

Vitamina D

Se ha demostrado que los suplementos de vitamina D son eficaces para tratar la sequedad ocular y protegen contra las complicaciones derivadas del síndrome de Sjogren. Para las enfermedades autoinmunes es bueno tomar vitamina D en niveles de 1200 a 1800 UI cada día.

N-Acetilcisteína

Las especies reactivas de oxígeno se eliminan con la ayuda de la N-acetilcisteína (NAC), esto se debe a que la NAC tiene capacidad antiinflamatoria. Las investigaciones han demostrado que la NAC se puede utilizar para tratar diferentes enfermedades, especialmente las enfermedades autoinmunes.

Extracto de baya de maqui (*Aristotelia chilensis*)

La baya de maqui (*Aristotelia*) es una baya tropical rica en pigmentos antocianinos, que le dan a las bayas un color rojo oscuro o morado (Watson 2015). En su Chile natal, la baya de maqui se ha utilizado durante siglos como medicina tradicional para promover la cicatrización de heridas y mejorar la resistencia y la fuerza (Romanucci 2016).

Probióticos

Los probióticos tienen la capacidad de moderar el sistema inmunológico en enfermedades inflamatorias. Una enfermedad inflamatoria tiene un impacto reducido sobre el sistema inmunológico debido a la presencia de probióticos.

Extracto de te verde

Según Nueva York (Reuters Health) – afirma que el té verde tiene un compuesto que tiene la capacidad de reducir o incluso prevenir mejor la diabetes tipo 1.

En el té verde se encuentran muchos antioxidantes que son capaces de prevenir la inflamación, la muerte celular e incluso el cáncer.

Un extracto de té verde puede ayudar a prevenir el síndrome de Sjogren "Medical College of Georgia March, 2007"

resveratrol

El resveratrol es un polifenol vegetal con efectos antiinflamatorios, reductores del estrés oxidativo y moduladores del sistema inmunológico.

Hierro, vitamina B12 y ácido fólico

Las deficiencias de hierro y vitaminas ocurren con frecuencia en personas con síndrome de Sjögren primario. La deficiencia de vitamina B12 en el síndrome de Sjögren se debe principalmente a la malabsorción de esta vitamina. (Sugaya 1995; Maury 1985).

Los niveles altos de homocisteína promueven la neurodegeneración y aumentan el riesgo de enfermedad cardiovascular (Stanger 2009; Ganguly 2015). La detección temprana de estas deficiencias de nutrientes y su reposición con suplementos orales adecuados pueden prevenir complicaciones potencialmente graves y proteger la salud general de las personas con síndrome de sjögren (Andres 2001).

Consejos para mantenerse hidratado y prevenir la desnutrición

Aproximadamente el 20% de nuestra ingesta diaria de líquidos proviene de los alimentos que comemos y el resto de los líquidos que bebemos.

La cantidad de agua que uno toma depende del sexo que le asignaron al nacer.

Consejos para mantenerse hidratado

- **Invierte en una botella de agua divertida o elegante.** Una buena botella de agua puede servir como recordatorio visual para beber más agua a lo largo del día.

- **Concéntrate en las señales de tu cuerpo.** A veces comemos en exceso porque confundimos la sed con el hambre.

- **Beba un vaso de agua antes de cada comida.**

- **Comprueba el color de tu orina.**

- **Cambie las bebidas con alto contenido de azúcar por agua con gas o agua mineral.**

- **Establece una meta diaria.**

Prevenir la desnutrición

Tu patrón de alimentación debe seguir el siguiente:

- Muchas frutas y verduras

- Consumir mucho arroz, pan, patatas, pasta.

- Comer algunas proteínas como carne, huevos, pescado y frijoles.

- Merienda entre comidas

- Tomar bebidas que contengan muchas calorías.

Capítulo Siete

Ejercicio y actividad física

Existen muchos tipos de actividad física, como nadar, correr, trotar, caminar y bailar, entre otras.

Siempre que se haga de forma moderada, el ejercicio y la actividad física reducen la inflamación crónica.

Impacto del ejercicio regular en el síndrome de Sjogren

1. El ejercicio puede hacerte sentir mejor

Se ha demostrado que el ejercicio mejora el estado de ánimo y reduce los sentimientos de depresión, ansiedad y estrés.

3. El ejercicio puede aumentar tus niveles de energía. La actividad física regular mejora la fuerza muscular y aumenta la resistencia.

4. El ejercicio puede ayudar a la salud de la piel . Con el ejercicio las células de tu piel se nutren. La sangre transporta el oxígeno y los nutrientes a las células vivas de todo el cuerpo y la piel.

5. El ejercicio puede ayudar a relajarse y mejorar la calidad del sueño. El ejercicio mejora el sueño. El ejercicio también reduce el tiempo que tardan las personas en conciliar el sueño. Conduce a un mejor estado de ánimo para dormir y a una mejor salud mental.

7. El ejercicio puede reducir el dolor. El ejercicio regular previene el dolor en las articulaciones, la tensión muscular y la circulación sanguínea adecuada.

8. El ejercicio puede promover una mejor vida sexual

Se ha demostrado que el ejercicio aumenta el deseo sexual. El ejercicio puede ayudar a mejorar el deseo, la función y el rendimiento sexual en hombres y mujeres.

Beneficios de la actividad física regular

La actividad física es importante para su salud general. Aquí, veremos algunos de los beneficios del movimiento o ejercicio regular y lo que muestran las investigaciones.

1 . Mejor salud del corazón

Para una mejor salud del corazón actividad física:

- fortalecer el músculo cardíaco

- Ayuda a controlar la presión arterial y la grasa en la sangre.

- reducir la inflamación

2 . **Menor riesgo de sufrir un derrame cerebral**

Hacer suficiente actividad física también puede reducir las posibilidades de sufrir un derrame cerebral.

3 . **Músculos y huesos más fuertes**

El ejercicio ayuda a que sus músculos se fortalezcan; Tienen mejores efectos sobre los huesos. Cuanto más duro es el ejercicio, más se fortalecen esos huesos. Si no hace ejercicio con regularidad, sus músculos se debilitarán mucho con el tiempo.

4 . **Mas energia**

El ejercicio aeróbico es bueno para mejorar los niveles de energía. Hay un aumento en los latidos del corazón y el uso de oxígeno por parte del cuerpo, lo que conduce a una mejor condición cardiovascular.

6. **Dormir mejor**

hacer ejercicio durante al menos 1 hora cada día, especialmente por la noche, podría mejorar su nivel de sueño y promover un sueño de buena calidad.

Ejercicio de bajo impacto adecuado para personas con dolor en las articulaciones

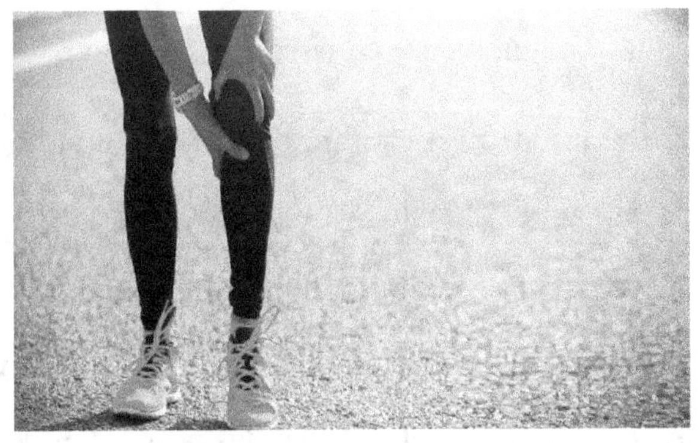

Si sufres de artritis o dolor en las articulaciones, es posible que hayas escuchado a tus amigos o incluso a tu médico decirte que el ejercicio es una excelente manera de aliviar el dolor en las articulaciones. Si bien es cierto que algunos ejercicios pueden ser dolorosos, especialmente si tienes artritis, no todos los ejercicios tienen por qué ser tan extenuantes para tus articulaciones. A continuación se muestran 7 ejercicios que son excelentes para el dolor en las articulaciones.

- **Caminar:** si no camina, significa que está sentado demasiado, lo que puede provocar dolor en la espalda baja y en la cadera.

- **Estiramiento:** el estiramiento ayuda a aliviar el dolor y la tensión muscular, así como a aumentar la flexibilidad, el movimiento y la amplitud de movimiento, lo que, a su vez, ayudará a aliviar el dolor en las articulaciones.

- **Entrenamientos básicos:** los siguientes ejercicios son buenos para mejorar la fuerza, el equilibrio, la coordinación y la fuerza central, lo que mejorará su capacidad para participar en otros ejercicios y ayudará a aliviar el dolor en las articulaciones.

Yoga: el yoga es un ejercicio de bajo impacto que puede ayudar a mejorar la coordinación, el equilibrio, la fuerza, la flexibilidad y el rango de movimiento. El yoga combina estiramientos y posturas corporales con ejercicios de respiración y meditación que ayudan a mejorar la conciencia posicional del cuerpo. La combinación de fortalecimiento muscular, mayor flexibilidad y conciencia corporal ayuda a mejorar enormemente el equilibrio.

Aumentando la fuerza, reduciendo el impacto

Las personas que padecen artritis reumatoide tienen un mayor riesgo de sufrir enfermedades cardíacas y pueden beneficiarse enormemente de los ejercicios aeróbicos. A continuación se muestran algunos ejercicios con mayor intensidad cardiovascular que aún reducen el impacto en sus articulaciones.

- **Aeróbic acuático: los** aeróbicos acuáticos incorporan muchos de los ejercicios de alta intensidad de una clase típica de aeróbic, pero tienen un impacto bajo debido al desplazamiento del peso del agua.

- **Ciclismo:** Pedalear una bicicleta tiene un impacto mucho menor en las rodillas y los tobillos que correr o caminar, lo que lo convierte en un excelente ejercicio aeróbico y de fortalecimiento para la parte inferior del cuerpo.

Entrenamiento de fuerza

Uno de los aspectos clave de todos los ejercicios aeróbicos enumerados anteriormente es que todos ofrecen también ejercicios de entrenamiento de fuerza. A medida que fortalece sus músculos, ejerce menos tensión sobre las articulaciones.

Ejercicios con pesas: – Los ejercicios con pesas incluyen ejercicios que desarrollan músculos utilizando pesas, máquinas o bandas de resistencia.

Beneficios del ejercicio de bajo impacto adecuado para personas con dolor en las articulaciones

Los ejercicios de bajo impacto ayudan a estresar las articulaciones bajas mientras te mueves. Los ejemplos incluyen bicicleta estática o reclinada, ejercicios con entrenador elíptico o ejercicio en el agua.

Crear una rutina de ejercicios adaptada a las necesidades y limitaciones individuales.

Si estás pensando en empezar a hacer ejercicio pero no sabes por dónde empezar, este libro es para ti. Aquí encontrará todo lo que necesita saber sobre cómo comenzar una rutina y mantenerse dentro de su límite.

¿Por qué hacer ejercicio?

El ejercicio regular puede ayudar a mejorar la función mental, reducir el riesgo de enfermedades crónicas y controlar el peso.

Tipos comunes de ejercicio

Existen varios tipos de ejercicio, que incluyen: natación, carrera, baile, máquinas cardiovasculares, caminar, senderismo, esquí de fondo y kickboxing.

Capítulo Ocho

Manejo del sueño y la fatiga

El insomnio es la incapacidad de sentir sueño durante las horas de la noche. Esta falta de sueño puede ser frustrante y afectar su vida diaria y su calidad de vida.

Comprender la relación entre el síndrome de Sjögren y la fatiga

Se me han ocurrido los siguientes subtipos de fatiga; su experiencia puede ser diferente:

- **Fatiga básica:** A quienes padecen esta fatiga les resulta difícil levantarse de la cama por las mañanas y esto impide que alguien pueda retomar sus actividades de rutina diaria .

- **Fatiga repentina:** aparece de repente y tengo que dejar lo que esté haciendo y simplemente sentarme (tan pronto como pueda).

- **Fenómeno del plomo fundido:** Siento como si alguien hubiera vertido plomo fundido en mi cabeza y en todas mis extremidades mientras dormía. Me duelen los músculos y las articulaciones y hacer cualquier cosa es como caminar con pesas pesadas.

- **Fatiga relacionada con otras causas físicas:** Fatiga relacionada con otras causas físicas, como problemas de tiroides o anemia u otras enfermedades superpuestas a la enfermedad de Sjögren.

- **Fatiga que proviene de una enfermedad crónica que simplemente no desaparece:** hay fatiga que viene con la incertidumbre de una enfermedad crónica.

Estrategias para mejorar la calidad del sueño y controlar la fatiga diurna

El efecto de la falta de sueño a largo plazo puede ser mucho más grave, aumentando el riesgo de enfermedad coronaria, accidente cerebrovascular, diabetes, obesidad y enfermedad de Alzheimer. A continuación se presentan siete formas principales de mejorar la calidad del sueño:

Diez formas principales de mejorar la calidad del sueño

1. Tener tiempo para relajarse

Asegúrese de reservar suficiente tiempo para relajarse cada día, ya que le ayudará a mejorar la calidad de su sueño.

2. Crea un ambiente tranquilo

Asegúrese de que su lugar de descanso sea cómodo para usted, incluida su cama.

3. Alimentos para dormir

Comer leche, pollo, pavo y semillas de calabaza puede mejorar enormemente tu sueño.

4. Alimentos a evitar

Evite por completo las comidas picantes y el alcohol.

5. La oscuridad promueve el sueño.

Antes de acostarte asegúrate de que las luces estén apagadas, esto se debe a que la oscuridad favorece mucho el sueño.

6. Evite el consumo nocturno de cafeína.

Cuando se toma cafeína a altas horas de la noche, el sistema nervioso se activa y esto podría provocar que no pueda relajarse por la noche.

7. Reduce tus siestas diurnas

Tomar una pequeña siesta durante el día es bueno para la salud, mientras que una siesta prolongada durante el día podría afectar su sueño. Al dormir durante el día, su cuerpo puede pensar que ha completado su sueño del día, lo que provoca dificultades para dormir.

8. Dormir y despertarse a una hora constante todos los días

La coherencia con sus horarios de sueño y al levantarse puede ayudar a mejorar la calidad de su sueño.

9. Optar por un suplemento de melatonina

La melatonina, una hormona del sueño, le indicará a su cerebro el momento adecuado para relajarse y dormir cada día.

10. No tomes alcohol

Un par de tragos por la noche afectarán tus hormonas y tu sueño.

Manejo de la fatiga diurna

Los siguientes pasos le ayudarán a controlar su sueño durante el día.

- **Coma con frecuencia para vencer el cansancio.**

- **Muévanse**

- **Dormir lo suficiente**

- **Reducir el estrés para aumentar la energía.**

- **Deja la cafeína**

- **Bebe menos alcohol**

- **Beba más agua para tener más energía**

Crear un entorno propicio para dormir y una rutina a la hora de acostarse

Crear una rutina de sueño que funcione para usted le ayudará a dormir la cantidad necesaria cada noche. Al crear su rutina a la hora de acostarse, considere lo siguiente:

Crear un entorno propicio para dormir: asegúrese de que el dormitorio sea cómodo y relajante

- Minimiza el nivel de ruido y haz que la habitación esté oscura y fresca.

- Retire los televisores y las computadoras del dormitorio.

Mantenga un horario de sueño constante: utilice la misma rutina a la hora de acostarse tanto entre semana como los fines de semana.

- Cree una rutina a la hora de dormir (ducha, pijama y cepillado de dientes)

- Establece una hora para recordarte cuándo ir a la cama cada día.

Capítulo Nueve

Construyendo resiliencia y autocuidado

La resiliencia es la capacidad de adaptarse bien frente a la adversidad, como cuando se pueden estar experimentando problemas personales o familiares, una condición de salud grave, estrés laboral, falta de dinero u otras dificultades. Es la capacidad de recuperarse de los desafíos.

- **Promoción de prácticas de autocuidado para reducir el estrés y mejorar el bienestar**

- **Presta atención a tu autocuidado físico**

- **Haga del ejercicio una rutina.**

- **Elija una dieta saludable.**

Cambie su actitud sobre cómo ve los problemas y desafíos.

Considere los eventos estresantes como oportunidades para aprender y crecer.

Desarrollar tu resiliencia emocional para superar tus desafíos

Piensa en otras personas que conoces y admira a aquellas que son resilientes, ya sean figuras públicas o personas que puedas conocer en tu vida personal o laboral.

Mantenlo simple

Simplificar su vida es más importante en tiempos estresantes.

Simplifica tus rutinas y establece límites para proteger tu tiempo. Planifique comidas sencillas. Resista participar en demasiadas actividades o comprometerse demasiado.

Practica técnicas de relajación.

La respiración profunda, la meditación, la atención plena y el yoga son cuatro técnicas de relajación ampliamente utilizadas que pueden ayudar a mejorar el bienestar físico y mental.

Técnicas para gestionar el estrés y la ansiedad relacionados con el síndrome de Sjögren

El síndrome de Sjogren puede ser estresante y aterrador, razón por la cual muchas personas tienden a sentirse ansiosas por manejar esta afección. A continuación se muestran algunas técnicas que podría aplicar.

Comprender sus síntomas
Mantenga un estilo de vida positivo durante todo

Siempre debes mantener un estilo de vida activo y en forma. Crea un plan para gestionar tu ocio y trabajo.

Evite cualquier cosa que desencadene sus síntomas.

Es probable que las enfermedades autoinmunes como el síndrome de Sjogren sean desencadenadas por factores ambientales como la contaminación, las infecciones, ciertos medicamentos, la dieta y los alérgenos.

Intenta relajarte

Una relajación adecuada le aliviará la ansiedad y la depresión todo el tiempo.

Ejercicio de atención plena y meditación para afrontar enfermedades crónicas

Las enfermedades crónicas pueden adoptar muchas formas diferentes, pero los sentimientos que suelen acompañarlas son casi los mismos: ansiedad, confusión, depresión y estrés.

Cuando le digo a la gente que la meditación me ayudó a afrontar una enfermedad crónica, a menudo parecen dudar. Pero en mi propia vida y para el paciente diabético con el que trabajé, descubrí que la meditación puede ser una poderosa herramienta de curación y afrontamiento.

El poder de la atención plena

Los seres humanos siempre hacen esto, la mayor parte del tiempo sin ser conscientes o conscientes. Pasamos el día haciendo. Siempre haciendo. Rara vez simplemente ser.

Pero, especialmente cuando se tiene una enfermedad crónica, es importante tomarse unos minutos para estar tranquilo y reflexionar.

Aplicando la meditación

Espero que utilice estas pautas para practicar la mediación en su propio tiempo:

- Manténgase enfocado. Un simple reconocimiento y reenfoque en la respiración es todo lo que necesitas para redirigir tu meditación.

- Tranquilizarse. Sigue respirando. Recuerda respirar con propósito, práctica y repetición.

- Estar. Si aparecen pensamientos negativos, conviene identificarlos y descartarlos, como nubes flotando en un cielo azul.

- Incluso unos pocos momentos de respiración concentrada y atención plena pueden ayudarlo a relajarse, lo cual es importante para controlar todo tipo de estrés. Cuanto más practiques la meditación, más fuerte te volverás, tanto mental como físicamente.

Su enfermedad crónica no tiene por qué cambiar quién es usted. Tómate unos momentos e intenta practicar la meditación hoy.

Capítulo Diez

Trabajo, educación y vida social

Me llevó cuatro largos años recibir el diagnóstico de mi sjögren.

Tan pronto como recibí mi diagnóstico, me sentí aliviado, pero también supe que la vida no volvería a ser normal... nunca. Sí, recibí tratamiento que me ayudó, pero el cansancio y el dolor son constantes. Trato con ellos a diario.

Navegar por el entorno laboral o educativo mientras se controlan los síntomas

El hecho de que tuviera esta condición no me impulsa a retirarme del trabajo, la educación o las actividades sociales, pero desarrollé mecanismos para navegar por la vida y aún mantener mi relación con amigos, colegas y familiares de las siguientes maneras:

- Trabajo desde casa, lo que me permite descansar lo necesario.

- Educar a la gente sobre mi enfermedad. Reparto folletos a las personas en un intento de educarlas sobre esta afección.

- Planificando cuidadosamente mi agenda. Si planeo ir a un concierto un viernes, sé que necesitaré todo el fin de semana para recuperarme y descansar.

Solicitar adaptaciones y comprender los derechos legales

Según Job Accommodation Network, no existe una lista exhaustiva de adaptaciones que deben proporcionarse en virtud de la Ley de Estadounidenses con Discapacidades. Si bien todas las enfermedades y síntomas autoinmunes son diferentes, esta es una lista sustancial de adaptaciones razonables para que pueda comenzar.

- Permitir horarios flexibles de trabajo y licencia.

- Permitir descansos periódicos y/o más prolongados.

- Reducir el estrés laboral.

- Reducir o eliminar el esfuerzo físico.

- Proporcionar estacionamiento cerca del lugar de trabajo.

- Cambie a una silla ergonómica.

- Mantener el ambiente de trabajo libre de polvo, humo, olores y emanaciones.

- Redirigir las rejillas de aire acondicionado y calefacción.

- Proporcionar formación en sensibilización a los compañeros de trabajo.

- Proporcionar información sobre programas de asesoramiento y asistencia a los empleados.

Mantener una vida social activa y gestionar las interacciones sociales

Puedes comenzar a mejorar tus habilidades sociales siguiendo estas 5 estrategias y pronto podrás entablar conversaciones con confianza.

1. Actúa como una persona social

2. Empiece poco a poco si es necesario

3. Anime a los demás a hablar de sí mismos

4. Leer libros sobre habilidades sociales

5. Únase a un grupo de apoyo de habilidades sociales

Capítulo Once

Los viajes y el síndrome de Sjogren

Consejos para viajar seguro y placentero con el síndrome de Sjogren

- Llegue temprano al aeropuerto.

- Siga las pautas de la TSA

Directrices de la TSA para viajes aéreos de pacientes de Sjogren

Planificación de las necesidades médicas mientras está fuera de casa

Antes de emprender su viaje, haga un plan sobre cómo obtendrá atención médica cuando viaje.

- Obtenga un seguro de viaje.

- Tome los medicamentos recomendados según las indicaciones.

Capítulo Doce

Embarazo y familia

¿Estar embarazada empeorará mi sjägren? Consideraciones especiales para mujeres con síndrome de Sjogren durante el embarazo.

Consideración para la concepción Según el Dr. Sammaritano, debe discutir los temas de planificación familiar con su reumatólogo desde el principio, no sólo cuando haya decidido que le gustaría empezar a tener un bebé. Si bien existe la posibilidad de que su hijo desarrolle la enfermedad de Sjägren u otra enfermedad autoinmune, enfermedad, es importante recordar que muchas mujeres con enfermedades autoinmunes tienen bebés sanos que no tienen la enfermedad de Sjägren ni ninguna otra enfermedad autoinmune.

Efecto del embarazo sobre la enfermedad de Sjögren: Para muchas mujeres, la enfermedad de Sjögren empeora durante el embarazo y/o después del parto. Esto hace que sea importante no sólo visitar a su reumatólogo con regularidad, sino también planificar la posibilidad de recibir ayuda adicional después de que llegue el bebé.

Consideración durante el embarazo

Si los medicamentos que estaba tomando en el momento de la concepción controlan su enfermedad, es probable que su médico le indique que continúe tomándolos durante todo el embarazo, siempre que sean compatibles con el embarazo.

Efectos sobre la entrega. Si bien la mayoría de las mujeres con síndrome de Sjägren pueden dar a luz por vía vaginal, cualquier complicación con usted o con el bebé podría requerir un parto temprano por cesárea.

Consideración durante la lactancia

Para la mayoría de las mujeres con enfermedad de Sjägren, es posible tener un parto y un bebé sanos.

Actividad de la enfermedad: si nota que los síntomas empeoran, comuníquese con su reumatólogo, porque algunas mujeres experimentan una mayor actividad de la enfermedad después del parto.

Medicación y lactancia materna: Si controlar su enfermedad después del parto requiere un cambio en la medicación, asegúrese de informarle a su médico si está amamantando.

Opciones y consideraciones de planificación familiar

Anticoncepción Fácil de Aplicar:

El método anticonceptivo más eficaz para su uso en el "mundo real" es el que le resulte más sencillo.

Capítulo trece

Investigación futura y esperanza

Esta enfermedad afecta predominantemente a mujeres, con una proporción estimada de mujer a hombre de 14 a 1.

El descubrimiento de loci asociados a pSS

En pSS, cuatro GWAS, un estudio a gran escala que emplea el Immuno-Chip (una matriz de SNP personalizada) y otras matrices a gran escala, un estudio de secuenciación dirigida de cinco genes candidatos muestra diferentes loci de todo el genoma que predomina en las poblaciones europeas. .

Hormonas sexuales

Los efectos inmunomoduladores diferenciales provocados por las hormonas sexuales tienen un potencial obvio para contribuir al sesgo sexual en el SSp; sin embargo, los estudios sobre los niveles de hormonas sexuales en pacientes con SSp son notablemente limitados y los resultados son inconsistentes.

Dosis del gen del cromosoma X

Aunque todavía no se han identificado asociaciones de SNP con pSS en este cromosoma, la importancia del cromosoma X en pSS está respaldada por estudios de aneuploidía. La frecuencia de aneuploidía en pacientes con pSS es baja, pero varios estudios respaldan un efecto de la dosis del cromosoma X sobre el riesgo de pSS.

Dirigirse a la metilación del ADN

La modificación de la metilación del ADN es una posible intervención terapéutica para diversas enfermedades, como lo demuestra el empleo exitoso de dichos fármacos en el campo de la inmunooncología. Los medicamentos disponibles que modifican la metilación del ADN se emplean para el tratamiento de diversos cánceres. Sin embargo, estos fármacos, incluidas la azacitidina y la decitabina, son inhibidores de la ADN metiltransferasa y funcionan de manera no específica para reducir la metilación del ADN genómico, lo que podría ser contraproducente para el tratamiento del SSp, dado que los genes asociados al SSp tienden a estar hipometilados. De hecho, se sabe desde hace mucho tiempo que los fármacos hidralazina y procainamida, que inhiben la metilación del ADN, confieren un alto riesgo de desencadenar el LES inducido por fármacos.

Ánimo y esperanza para las personas que viven con el síndrome de Sjögren

El diagnóstico y la clasificación del síndrome de Sjögren (SJS) sigue siendo un desafío, especialmente en la etapa inicial de la afección, cuando los pacientes pueden tener fenotipos más leves de la enfermedad o presentaciones poco comunes.

En todo el mundo, se están probando varios medicamentos en pequeños ensayos aleatorios con la esperanza de que puedan producir un tratamiento dirigido a manifestaciones específicas de la enfermedad. St. Clair, médico e investigador, trabaja incansablemente con pacientes que padecen el síndrome de Sjögren y se están realizando investigaciones sobre nuevas áreas de tratamiento.

Historias inspiradoras de resiliencia y éxito

El granjero y el burro

Un día, el burro de un granjero se cayó a un pozo.

Invitó a todos sus vecinos a que vinieran a ayudarlo.

Luego, ante el asombro de todos, se calmó.

Él se sorprendió de lo que vio.

Mientras los vecinos del granjero seguían echando tierra encima del animal, él se la sacudía y daba un paso adelante.

La vida te va a arrojar tierra, todo tipo de tierra, incluidas las enfermedades crónicas. El truco para salir del pozo de la ansiedad y la depresión es sacudirse de encima y dar un paso adelante.

Historia de discapacidad personal: – La historia de Teresa .

la historia de teresa

Teresa con su hija

Tengo una enfermedad del tejido conectivo llamada síndrome de Sjogren y recientemente me dijeron que también podría tener lupus. También tengo convulsiones mioclónicas casi a diario. Estos deben controlarse con una serie de medicamentos, por lo que la flexibilidad de trabajar desde casa me permite lidiar con los efectos secundarios de los medicamentos, como la fatiga extrema.

Capítulo Catorce

Recursos y soporte

Quienes viven con el síndrome de Sjogren tienen la oportunidad de conectarse y, al compartir sus experiencias, consejos y sugerencias, obtendrán soluciones sobre la mejor manera de controlar esta afección.

Estos grupos proporcionan:

- Discusiones guiadas sobre temas relacionados con la enfermedad de Sjögren.

- Intercambio de experiencias de paciente a paciente

- Técnicas para afrontar a Sjogren

- Conocimiento de recursos útiles.

Lista de organizaciones acreditadas para el síndrome de Sjogren

Miembros voluntarios dedicados y atentos dirigen los grupos de apoyo. Comuníquese con el líder del grupo de apoyo en su área (por teléfono o correo electrónico) para obtener más información sobre las próximas reuniones.

A continuación se muestra la lista de grupos de apoyo acreditados:

- Sociedad de Sjogren de Canadá (SSC)

- La Alianza Clínica Colaborativa Internacional de Sjogrens (SICCA)

- La Asociación Británica del Síndrome de Sjogren (BSSA)

- El grupo de apoyo para el síndrome de Sjögren en el área de Filadelfia tiene su sede en Penn Medicine University City (SSPSG).

Enlaces a sitios web para el síndrome de Sjogren

- **Sitio web:** https://www.sjogrens.org

- **Sitio web:** https://www.pennmedicine.org> síndrome-sjogrens

- **Sitio web:** https://journals.lww.com/ijru/Fulltext/2023/1/08

- **Sitio web:** https://www.cambridge.org/core/journals/article

- **Sitio web:** https://www.verywellhealth.com/secondary-sjogren

Libros, artículos y materiales de lectura adicionales recomendados para el síndrome de Sjogrens

- Texto de Oxford sobre el síndrome de Sjögren: El Libro de texto de Oxford sobre el síndrome de Sjögren es un libro de texto autorizado, con ilustraciones y figuras ricas y valiosas, que proporciona una guía práctica para diagnosticar y tratar todos los aspectos de esta afección.

- Mejores opciones para los pacientes de Sjogren: guía completa para afrontar y controlar la afección . Este libro, escrito por una mujer que padece el síndrome de Sjögren, presenta y evalúa una gama completa de opciones de tratamiento.........posibles beneficios y efectos secundarios.

Conclusión

El síndrome de Sjogren es una enfermedad autoinmune que afecta principalmente a los ojos y las glándulas salivales, pero también puede afectar a otras partes del cuerpo.

Es una enfermedad autoinmune porque el sistema inmunológico ataca las glándulas lagrimales y salivales provocando sequedad de ojos y boca.

La causa exacta de esta condición no se conoce por el momento. Pero los estudios sugieren que su gen, virus, bacteria y desencadenantes pueden desempeñar un papel.

Los síntomas principales de esta enfermedad son ojos secos con ardor, irritación y boca seca con dificultad para tragar o masticar cosas.

La enfermedad se puede diagnosticar mediante análisis de sangre, biopsias, exámenes oculares, interrogatorios y radiografías, entre otros.

Así como se desconoce la causa real de esta enfermedad, también se desconoce su tratamiento. Pero el tratamiento se centra en los síntomas.

Hay cosas que puede hacer para controlar estas afecciones usted mismo, que van desde beber agua con regularidad, realizar ejercicio y actividades físicas con regularidad, practicar una buena higiene bucal, comer alimentos húmedos, evitar alimentos salados, ácidos o picantes y bebidas carbonatadas, aumentar la hidratación y Evite el ambiente seco.

Hay grupos de apoyo dispuestos a ayudar cuando sea necesario y libros, artículos y sitios web que le ayudarán a gestionar sus condiciones para tener una vida mejor y una mayor longevidad.

El trauma de vivir solo con esta enfermedad es muy deprimente y sus dolores y ansiedad asociados. Es seguro que la calidad de vida se ve afectada y afrontarla será difícil para cualquiera. Es sorprendente que la mayoría de las mujeres con enfermedades crónicas logren levantarse de la cama todos los días, y mucho menos hacerlo con una sonrisa, determinación y coraje para seguir esforzándose sin importarles los numerosos obstáculos que encuentran a diario.

Es cierto que la mayoría de las personas afectadas por esta afección son mujeres; aquellas que han desarrollado la capacidad de afrontar y controlar esta enfermedad podrían denominarse (súper mujeres). Pero lo que las mujeres más fuertes necesitan ahora es inspiración y motivación de vez en cuando para superar esos momentos difíciles.

Con determinación se pueden superar todos estos problemas y vivir una vida sana.

El tratamiento de esta afección se centra principalmente en los síntomas y no en la enfermedad en sí porque en la actualidad no se conoce ninguna cura para el síndrome de Sjogren. Estudiar otras enfermedades autoinmunes similares le ayudará a comprender mejor esta afección , aunque las recomendaciones de manejo de EULAR de 2019 ahora se están utilizando para informar el manejo clínico del SSp.

En todo el mundo, se están probando varios medicamentos en pequeños ensayos aleatorios con la esperanza de que puedan producir un tratamiento dirigido a manifestaciones específicas de la enfermedad.